# TRAITEMENT

DE

# LA BRONCHITE DIFFUSE AIGUE

## des crises

pseudo-asthmatiques, de l'emphysème pulmonaire
et du catarrhe chronique des bronches.

PAR LE

## Professeur Albert ROBIN

de l'Académie de médecine.

EXTRAIT DU *Bulletin général de Thérapeutique*
(N° 1, du 8 Janvier 1911.)

**PARIS**

OCTAVE DOIN, ÉDITEUR,

8, PLACE DE L'ODÉON, 8

1911

# TRAITEMENT

DE

# LA BRONCHITE DIFFUSE AIGUE

des crises

pseudo-asthmatiques, de l'emphysème pulmonaire

et du catarrhe chronique des bronches.

PAR LE

## Professeur Albert ROBIN

de l'Académie de médecine.

EXTRAIT DU *Bulletin général de Thérapeutique*
(N° 1, du 8 Janvier 1911.)

PARIS

OCTAVE DOIN, ÉDITEUR,

8, PLACE DE L'ODÉON, 8

1911

# TRAITEMENT

DE

# LA BRONCHITE DIFFUSE AIGUE

des crises
pseudo-asthmatiques, de l'emphysème pulmonaire
et du catarrhe chronique des bronches.

---



## I

### HISTOIRE DE DEUX MALADES.

Je vais vous présenter trois cas de bronchite diffuse aiguë survenue chez des emphysémateux pulmonaires. La bronchite qui se développe dans de telles conditions prend un caractère d'intensité (crises dyspnéiques pseudo-asthmatiques) et même de gravité qui nécessite une intervention médicale aussi prompte qu'énergique et dont il importe de fixer la technique et les résultats. Ceci me fournira aussi l'occasion d'aborder le traitement de l'emphysème pulmonaire, car ce traitement a une grande importance devant les sérieux accidents qui menacent les emphysémateux, la bronchite chronique dont ils sont si souvent atteints, les disposant singulièrement aux attaques de cette bronchite diffuse.

**Premier malade.** — Un homme actuellement âgé de trente-trois ans, d'abord gardeur de brebis, vient à Paris, s'engage comme garçon laitier, travaillant dur, maniant de lourds poids, exposé aux intempéries et à d'incessants refroidissements. Il fait son service militaire aux chasseurs alpins, où il s'exerce à des marches assez dures, y prend la syphilis, quitte plus tard son métier de laitier pour devenir garçon de café, avec un service de nuit, ce qui lui est une occasion de s'alcooliser, et commence, après quelque temps, à s'essouffler quand il marche et à s'enrhumer facilement. Peu à peu, ces rhumes deviennent plus sévères et plus tenaces, et l'un des derniers l'oblige à faire un séjour de trois semaines à l'hôpital.

La dernière de ces bronchites l'amène à l'hôpital Beaujon le 12 novembre. Il est en proie à une dyspnée angoissante ; la toux est difficile, quinteuse et incessante ; elle retentit douloureusement dans la tête, déchire la poitrine, et provoque des vomissements. Le crachoir est rempli d'une expectoration mousseuse avec une petite quantité de crachats épais.

A l'examen, on remarque que le thorax est bombé et déformé, avec voussure des creux claviculaires. La sonorité est exagérée, l'inspiration humée, l'expiration prolongée ; les vibrations thoraciques sont diminuées, la matité cardiaque a disparu. Le malade dit, d'une voix faible, lente et saccadée, que depuis quelque temps, il monte difficilement les escaliers, tant il s'essouffle, et qu'il ne peut supporter ni le vent ni la poussière. A l'auscultation, tempête de râles avec sibilances dominantes. La température est à 38,2, le pouls bat 80 pulsations.

Ce qui domine dans ce tableau, c'est la dyspnée qui tient

le sujet assis sur son lit, avec une face pâle et les lèvres presque cyanosées. Il est atteint de BRONCHITE DIFFUSE AIGUE développée sur des bronches sensibilisées par des atteintes antérieures et sur un EMPHYSÈME PULMONAIRE dont la syphilis, l'alcoolisme, les refroidissements et les efforts musculaires ont été les conditions causales dystrophiques et mécaniques.

**Deuxième malade**. — Un peintre en bâtiments, âgé de soixante-quatre ans, alcoolique avoué, ayant eu de multiples manifestations saturnines, tousse et crache depuis plus de trente ans. Cette bronchite chronique subit de fréquentes poussées aiguës qui obligent le malade à cesser son travail, et chaque année, il fait un ou deux séjours à l'hôpital. Depuis une quinzaine d'années, il a la respiration courte, s'essouffle facilement. Il y a quatre ans que, pour la première fois, une poussée de bronchite aiguë s'est compliquée d'accès de suffocation. Depuis lors, chaque fois qu'il prend sa bronchite, celle-ci revêt un caractère spasmodique avec accès d'étouffements. Voici six mois que la dyspnée a pris une allure permanente et qu'il a dû cesser tout travail. Et les poussées de bronchite se rapprochent au point que, depuis cette époque, elles ont été pour ainsi dire subintrantes.

Le 5 novembre, il entre à l'hôpital Beaujon, avec 38°, suffocant et expectorant d'abondants crachats muco-purulents. Il présente tous les symptômes d'un emphysème pulmonaire très accentué. Les poumons sont remplis de râles ronflants et sibilants, avec larges foyers de sous-crépitations aux deux bases. Avec des artères dures, la tension artérielle n'est pas augmentée, le pouls bat à 90, les battements du cœur sont lointains et mous.

Il s'agit là encore d'un cas de BRONCHITE DIFFUSE AIGUE A CARACTÈRE SUFFOCANT chez un catarrheux chronique des bronches, emphysémateux déjà de vieille date, chez qui deux intoxications chroniques — alcoolisme et saturnisme — ont préparé le terrain, pendant que les bronchites répétées exerçaient sur les poumons leur action mécanique et dystrophique pour déclancher l'emphysème pulmonaire.

## II

INDICATIONS DU TRAITEMENT. — PREMIÈRE ÉTAPE. — LE TRAITEMENT DE L'ATTAQUE DYSPNÉIQUE. — L'EMPLOI DES VOMITIFS.

Quoique notre second malade soit plus atteint que le premier, tous deux relèvent du même traitement qui reconnaît les étapes ci-dessous :

1° Traiter la suffocation permanente avec les accès angoissants qui la compliquent; en d'autres termes, instituer un TRAITEMENT DE SECOURS immédiat ;

2° Puis traiter la BRONCHITE DIFFUSE aiguë elle-même ;

3° Enfin, faire le traitement de l'EMPHYSÈME PULMONAIRE et de la bronchite chronique ou mieux du CATARRHE CHRONIQUE des bronches qui l'accompagne.

**Première étape. — Traitement de secours. —** En présence d'une telle dyspnée, il semble qu'on ait tout d'abord le devoir d'en rechercher les causes afin de pouvoir les frapper directement. Evidemment, ces causes sont multiples. Elles le sont même tellement qu'il me paraît bien difficile de ne pas commettre quelque erreur, moins dans leur détermination que dans l'appréciation de la part qui revient à chacune d'elles. Les lésions de l'emphysème pulmonaire, l'encombrement bronchique et l'insuffisance dans les échanges respiratoires qui en résulte, les défaillances du cœur et les troubles de la circulation pulmonaire (congestions active ou passive), la fatigue des muscles respiratoires, les réactions nerveuses et jusqu'à l'infection bronchique agissent de concert et chacun dans une mesure qu'on ne saurait préciser que par une minutieuse analyse ou par une sorte d'expérimentation thérapeutique toujours longue à réaliser.

Or, pendant ce temps-là, le malade étouffe, il réclame qu'on le soulage au plus tôt. Et vous aurez beau couvrir la poitrine de ventouses, même en en scarifiant quelques-unes, appeler à l'aide tous les modes de révulsion, donner des toniques cardiaques ou des expectorants, user d'inhalations sédatives, prescrire des stimulants diffusibles ou recourir à la délicate injection hypodermique de chlorhydrate de morphine ou d'héroïne, vous n'obtiendrez que des résultats incertains ou temporaires, parce que vous ne serez jamais sûrs d'avoir touché les véritables causes du symptôme que vous combattez. Tous ces moyens-là auront leur utilité plus tard, quand le maître-symptôme du moment sera apaisé ; mais actuellement lui seul doit retenir notre attention et, coûte que coûte, c'est contre lui seul que le praticien doit porter son effort.

C'est beaucoup plus simple qu'on ne pense, et une observation séculaire a doté la thérapeutique d'un moyen vraiment remarquable que la pratique de nos jours a injustement abandonné et que je m'efforce depuis bien des années à remettre à la place qu'il n'aurait jamais dû perdre. Ce moyen, c'est le *vomitif* (1). J'ai donc ordonné :

Ipéca...................................... 1 gr. 50<br>
Tartre stibié........................... 0 » 05

Mêlez et divisez en trois paquets. Prendre chacun de ces

---

(1) ALBERT ROBIN. L'infection bronchique et les vomitifs, *La Médecine moderne*, 19 mars 1898.

*Id.* La saignée, le vésicatoire et les vomitifs, *Bulletin de l'Académie de médecine*, 1898.

paquets dans un peu d'eau, à un quart d'heure d'intervalle. Une petite tasse à thé d'eau chaude après chaque prise. Une autre petite tasse au moment de chaque nausée ou après chaque vomissement.

Ces prescriptions ont pour effet de rendre les vomissements plus faciles et d'en supprimer en partie les efforts ordinairement pénibles, l'estomac ne se contractant plus à vide.

On n'a pas manqué de faire à l'emploi des vomitifs des OBJECTIONS qui ont frappé l'esprit des médecins et n'ont pas peu influé sur le discrédit qui frappe aujourd'hui ces utiles agents thérapeutiques. Faire vomir un malade qui étouffe et présente des troubles circulatoires, n'est-ce pas l'exposer à une défaillance cardiaque ou accentuer la dépression générale qu'il y a plutôt lieu combattre par une médication stimulante ?

Oui, en théorie ; non, en pratique.

Ces effets soi-disant redoutables des vomitifs sont largement compensés par leurs avantages. Ils ont un effet décongestionnant sur l'appareil pulmonaire, témoin l'arrêt des hémoptysies par l'action vaso-motrice de l'ipéca. Ils augmentent le volume de l'expiration maxima, la ventilation pulmonaire, la consommation d'oxygène et l'exhalaison de $CO_2$, soit les échanges respiratoires sous tous leurs modes. Enfin, non seulement ils facilitent l'expectoration, mais ils réalisent encore ce que l'on pourrait appeler le CURAGE DES BRONCHES, parce que les synergies mêmes de l'acte du vomissement provoquent ou aident l'expulsion des mucosités bronchiques. A tous ces points de vue, ils sont l'un des meilleurs moyens que l'on puisse opposer à l'INFECTION BRONCHIQUE, puisqu'ils favorisent l'évacuation au dehors des agents infectants et des produits infectés, et qu'aidant puissamment les oxydations par une meilleure absorption de l'oxygène inspiré, ils contribuent à détruire les toxines microbiennes déjà absorbées.

Je ne conseillerai que rarement de faire vomir un CARDIAQUE vrai; mais, quand le trouble de la circulation est purement fonctionnel, comme c'était le cas chez nos deux malades, aucun accident n'est à redouter, et le plus souvent l'action vaso-motrice de l'ipéca apporte son secours qui n'est pas à négliger.

On a dit encore couramment que les vomitifs sont contre-indiqués chez les VIEILLARDS et on les a chargés des pires méfaits. Or je puis vous dire que pendant les six années que j'ai passées à la Maison de retraite des Ménages, j'ai largement usé des vomitifs, au grand bénéfice de nos vieillards, et cela sans avoir jamais eu aucun accident à leur passif. Et ma pratique ultérieure n'a fait que confirmer cette expérience déjà si probante. Parfois, l'administration d'un seul vomitif suffit; souvent, il y a utilité à le répéter, et les malades n'y mettent aucun obstacle, tant ils apprécient le soulagement qu'il leur procure.

Dans les cas où les malades sont très cyanosés et où la dyspnée prend les caractères du CATARRHE SUFFOCANT, je n'hésite même pas à faire précéder le vomitif par une *saignée* de 200 grammes. C'est ainsi que vous m'avez vu récemment agir chez une couturière âgée de quarante-deux ans, très emphysémateuse, atteinte elle aussi de bronchite diffuse aiguë à caractère suffocant cyanose du visage et des mains. Saignée le jour même de son entrée à l'hôpital, elle eut un vomitif le lendemain matin et fut soulagée dès le soir même, après la courte période de dépression que laisse quelquefois le vomitif et dont on a facilement raison par une préparation tonique.

Il en a été de même chez nos deux malades qui furent

améliorés par un seul vomitif à la suite duquel la température revint à la normale, la dyspnée angoissante disparut, l'expectoration se manifesta plus facile. Mais nous n'avons fait ainsi qu'une partie du chemin, et nous devons aborder la deuxième étape du traitement.

### III

DEUXIÈME ÉTAPE. — TRAITEMENT DE LA BRONCHITE DIFFUSE AIGUË. — ORDONNANCE COMMENTÉE.

**Deuxième étape.** — Elle comporte le traitement de la bronchite diffuse, amorcé déjà par le vomitif initial, ainsi qu'il résulte des développements précédents.

Voici les termes de ce traitement rédigé sous forme d'une **ordonnance commentée** :

1° Repos au lit dans la *position demi-assise* pour faciliter la respiration et l'expectoration ;

2° User largement des *infusions aromatiques très chaudes* dont **Axenfeld** disait qu'elles sont une caresse indirecte pour la trachée et réflexe pour le larynx irrité. Elles aident à une diaphorèse éliminatrice, et en dérivant ainsi l'activité circulatoire sur la surface cutanée, elles déchargent d'autant la circulation pulmonaire.

On les prépare avec les feuilles d'*eucalyptus,* les *fleurs pectorales* du Codex. On les sucre avec une cuillerée à soupe de *sirop de baume du Canada* qui est expectorant, et on les additionne d'une cuillerée à café de cognac, de rhum ou de kirsch. Les *alcooliques pris à petite dose* sont des stimulants diffusibles et des toniques du cœur, d'où l'utilité de prendre aussi un peu de vin de Champagne étendu d'eau ou du vin chaud sucré, aromatisé avec du zeste de citron.

3° Appliquer sur la poitrine le plus grand nombre possible de *ventouses sèches* ; à leur défaut, sinapiser largement ou pratiquer de larges badigeonnages à la *teinture d'iode*.

4° S'il y a de la FIÈVRE, provoquer la diaphorèse antipyrétique par la médication suivante : 0 gr. 30 de *pyramidon* en un cachet, et dix minutes après un second cachet contenant 0 gr. 50 de *bichlorhydrate de quinine*. Une tasse d'infusion de *fleurs de sureau* après chacun de ces cachets. Cette association médicamenteuse provoque une sudation intense, habituellement suivie de défervescence thermique et d'une amélioration locale et générale.

5° S'il n'y a pas d'élévation de la température, donner le soir, un cachet de *poudre de Dower* de 0 gr. 50, légèrement soporifique, expectorante et sédative bronchique.

6° Toutes les deux heures environ, une grande cuillerée de la potion suivante :

| | |
|---|---|
| Oxyde blanc d'antimoine............... | 1 gr. |
| Alcoolature de racines d'aconit.......... | XX gt. |
| Eau de laurier cerise................... | 10 gr. |
| Sirop d'ipéca........................ | 10 » |
| Sirop diacode....................... | 25 » |
| Eau distillée de tilleul................. | 110 » |

F. s. a. Potion (1).

7° Comme alimentation, lait, bouillon, potages.


## IV

### TRAITEMENT DE QUELQUES CAS PARTICULIERS.

Cette ordonnance s'applique aux cas de bronchite diffuse aiguë que j'ai pris pour type. Mais, telle particularité de la

---

(1) Pour dissocier l'action de chacun des éléments constituants de cette potion, voyez **Thérapeutique usuelle du Praticien** (1re *série*), page 317, 1910.

maladie ou telle prédominance symptomatique comporte des modifications dans la prescription.

1° Prenons le cas de notre **premier malade** et supposons que la DYSPNÉE n'ait pas cédé aux vomitifs. J'aurais fait appel à l'infusion de 4 grammes de *feuilles de jaborandi* dans 150 grammes d'eau bouillante, à prendre d'un seul coup, après 20 minutes de contact. L'effet est parfois merveilleux. Au bout d'une demi-heure commencent une sudation et une salivation dérivatrices pouvant atteindre des proportions invraisemblables. Il y a, en même temps, une hypercrinie des glandes bronchiques dont les sécrétions fluidifiées sont plus facilement expulsées. Mais il ne faut jamais employer le Jaborandi chez des sujets dont le cœur tend à fléchir, comme chez notre second malade (1).

2° L'intensité de la dyspnée et les accès de suffocation sont exaspérés par le nervosisme du sujet, ou même arrivent à créer un ÉTAT NERVEUX qui rend la dyspnée encore moins supportable. Alors, ordonner deux cuillerées à soupe, à une heure d'intervalle de la *potion bromurée et éthérée* dont je vous rappelle la formule :

| | | |
|---|---|---|
| Bromure de potassium............ | 6 à 10 gr. | |
| Eau de laurier-cerise............ | 10 | — » |
| Sirop d'éther.................... | 30 | — » |
| Hydrolat de valériane............ | 110 | — » |

    *F. s. a.* Potion.

Et pour procurer un peu de calme et de sommeil aux dyspnéiques nocturnes, prescrivez d'introduire, le soir, un suppositoire avec 0 gr. 10 de *poudre d'opium*.

3° Quand la TOUX présente un caractère irritatif, quinteux et déchirant, qu'elle n'est pas suivie d'expectoration,

---

(1) ALBERT ROBIN. Etudes physiologiques et thérapeutiques sur le Jaborandi, *Journal de thérapeutique de Gubler*, 1874-75.

utiliser le *bromoforme* associé à la *codéine*, suivant la formule ci-dessous.:

| | |
|---|---|
| Bromoforme.......................... | XL gt. |
| Alcool pour dissoudre............... | 25 gr. |
| Teinture de jusquiame............... | ââ XL gt. |
| Alcoolature de racine d'aconit....... | |
| Sirop de codéine.................... | 75 gr. |
| Sirop de cerises..................... | 100 » |

*F. s. a.* Sirop, dont nous donnerons deux cuillerées à soupe par jour, loin des repas.

Les pastilles suivantes sont recommandables :

| | |
|---|---|
| Poudre de Dower.................. | ââ 0 gr. 05 |
| Baume de Tolu................... | |
| Gomme adragante................. | ââ 0 » 5 |
| Sucre .......................... | |

Pour une pastille

Un bon moyen sédatif consiste encore en des inhalations des vapeurs d'une décoction de *feuilles d'eucalyptus* et de *tilleul*.

4° En cas de CYANOSE VIOLENTE, avec congestion passive des bronches, encombrement par parésie des muscles bronchiques, alterner d'heure en heure la potion à l'oxyde blanc d'antimoine avec la potion ci-dessous :

| | |
|---|---|
| Poudre d'ipéca...................... | 0 gr. 25 |
| Teinture de digitale................. | 3 » |
| Rhum............................ | 30 » |
| Julep gommeux..................... | 120 » |

*F. s. a.* Potion.

5° Enfin, si le FLUX BRONCHIQUE est considérable avec de gros crachats puriformes, l'un des meilleurs moyens de le diminuer est la *terpine* qui à la dose de 0 gr. 20 à 0 gr. 50 stimule l'expectoration, mais qui à la dose forte de 0 gr. 80 à 1 gramme, exerce un effet dessiccateur sur la muqueuse bronchique.

Voici la formule des pilules de Grasset :

> Terpine............................... 0 gr. 20
> Codéine............................... 0 » 01

Pour une pilule. Quatre par 24 heures.

Et si la terpine ne suffit pas, je recommande les *lavements créosotés* :

> Créosote de hêtre..................... 10 gr.
> Décoction de bois de panama à 2 p. 100.. 90 »

*F. s. a.* Emulsion. Injecter dans le rectum, à l'aide d'une petite seringue, une cuillerée à café de cette émulsion délayée dans une à deux cuillerées à soupe de lait.

6° Quand cette forme de bronchite survient chez un VIEILLARD, elle se complique de broncho-pneumonie, de bronchoplégie et de collapsus cardiaque. L'association de la *digitale* avec l'*extrait aqueux d'ergot*, les injections de *caféine*, d'*huile camphrée* au dixième, la *kola* à l'intérieur deviennent des adjuvants du traitement fondamental. Le *vésicatoire* est particulièrement utile dans ces cas.

## V

HISTOIRE D'UNE MALADE. — LES CRISES PSEUDO-ASTHMATIQUES ET LEUR TRAITEMENT.

En dehors de cette bronchite diffuse aiguë avec manifestations dyspnéiques, l'emphysème pulmonaire peut se compliquer de CRISES DITES PSEUDO-ASTHMATIQUES parce qu'elles offrent de grandes analogies avec l'asthme essentiel. En voici un exemple qui retrace la PREMIÈRE VARIÉTÉ de cette complication.

**Troisième malade.** — Une couturière âgée de 42 ans,

dyspeptique de vieille date, ayant eu une fièvre puerpérale grave, et ovariotomisée plus tard pour un kyste de l'ovaire, emphysémateuse avérée, est sujette depuis neuf ans, à des bronchites assez sévères pour nécessiter, à plusieurs reprises, des entrées à l'hôpital.

Dans les premiers jours de novembre, les troubles dyspeptiques s'accentuent, probablement par abus d'alimentation carnée et de vin pur dans une maison où elle travaillait.

Rentrant le 23 novembre dans sa chambre non chauffée, elle prend froid, se met à tousser et à étouffer, comme à chacune de ses bronchites, et se fait transporter à l'hôpital Beaujon.

Nous l'examinons le 25. Elle a été prise pendant la nuit d'une CRISE PSEUDO-ASTHMATIQUE qui dure encore. Elle est assise sur son lit, les mains se crispant sur les cuisses à chaque expiration, la figure turgide et cyanosée, les muscles du cou saillants, les ailes du nez battantes, les yeux larmoyants et injectés, toussant avec peine pour n'expectorer difficilement que quelques crachats mousseux. A l'examen physique, tous les signes de l'EMPHYSÈME PULMONAIRE, mais au lieu de la tempête de râles des bronchites diffuses aiguës, on entend seulement des ronchus disséminés avec dominance des sibilants et des sous-crépitants localisés aux deux bases.

L'accès pseudo-asthmatique ne dépend donc pas uniquement de la survenance d'une bronchite sur un poumon emphysémateux. Il a quelque chose de plus, et ce quelque chose, c'est une INTOXICATION ALIMENTAIRE favorisée par l'ancien état dyspeptique de notre malade.

Il existe une SECONDE VARIÉTÉ de crise pseudo-asthmatique. C'est celle qui survient chez un emphysémateux pulmonaire, du seul fait de l'INTOXICATION d'ORIGINE GASTRO-INTESTINALE ou alimentaire, et sans bronchite concomitante.

Celle-là offre avéc l'asthme vrai les plus grandes analogies. Le malade est réveillé au milieu de la nuit par une oppression angoissante. Il se lève, court à la fenêtre qu'il ouvre et fait appel à toutes ses forces inspiratoires pour faire entrer l'air dans sa poitrine. Après deux à trois heures, surviennent des renvois, plus rarement des vomissements, l'accès dyspnéique se calme, le patient s'endort et, quand il se réveille, il ne lui reste souvent que de l'abattement avec un reste d'oppression qui s'atténue dans la journée.

Le DIAGNOSTIC d'avec l'asthme essentiel n'est pas sans difficulté. Cependant, dans les crises pseudo-asthmatiques, les symptômes de l'emphysème pulmonaire ont précédé de longtemps les accès dyspnéiques, alors que dans l'asthme cet emphysème secondaire ne survient qu'à une période relativement avancée de la maladie et à titre de complication. Dans le premier cas, c'est l'emphysème qui est la condition de l'asthme; dans le second, ce sont les accès d'asthme qui peu à peu créent l'emphysème. Les crises pseudo-asthmatiques ne présentent pas, dans leur symptomatologie, la difficulté expiratoire spéciale à l'asthme; les deux actes de la respiration sont également pénibles. Elles ne se terminent pas non plus par une période catarrhale. Enfin, l'*iodure de potassium* n'exerce sur elle aucune action suspensive directe.

Le **Traitement de la crise** elle-même consiste encore dans l'administration d'un *vomitif* pour les cas de la première catégorie, c'est-à-dire quand il y a de la bronchite vraie.

Si ce moyen n'est pas applicable, se contenter d'une à

deux cuillerées à soupe de la *potion éthérée et bromurée* (1) à laquelle on ajoutera 0 gr. 05 *de chlorhydrate de morphine*, soit 5 milligrammes par cuillerée, ou bien encore user d'une des spécialités pour *fumigations ou cigarettes antispasmodiques* (datura stramonium, belladone, jusquiame), ou faire brûler un *carton fumigatoire du Codex.*

Un *vomitif* eut raison de la crise chez notre troisième malade qui fut ensuite soumise avec succès au traitement de la bronchite diffuse aiguë.

Dans les cas d'ACCÈS PSEUDO-ASTHMATIQUE SANS BRONCHITE, la *potion bromurée et éthérée* additionnée de *chlorhydrate de morphine* suffit à calmer l'accès, avec l'aide de *fumigations de belladone et de datura stramonium.*


## VI


TRAITEMENT DE L'EMPHYSÈME PULMONAIRE. — HYGIÈNE. — DIÉTÉTIQUE. — AGENTS MÉDICAMENTEUX. — AGENTS PHYSIQUES.


Les crises dyspnéiques ou pseudo-asthmatiques et la bronchite diffuse aiguë étant terminées, nos trois malades se trouvent, au point de vue du traitement à instituer, dans la situation suivante. Le premier demeure emphysémateux avec grande susceptibilité bronchique. Chez la deuxième, en dehors de l'emphysème pulmonaire, il restait encore le catarrhe chronique des bronches sur lequel avait évolué la bronchite diffuse aiguë. Le troisième, simplement emphysé-

______

(1) Voyez page 10.

mateuse, présentait des troubles gastro-intestinaux. Pour toutes les trois, le moment était venu de remplir la **troisième étape**, c'est-à-dire de traiter l'EMPHYSÈME PULMONAIRE.

L'emphysème pulmonaire constitué est à peu près incurable. Il faut l'empêcher de s'étendre, prévenir les complications cardiaques (augmentation de la tension dans la petite circulation, dilatation du cœur droit, asystolie), adapter le mode d'existence à l'état du poumon, et rendre à l'emphysémateux sa vie tolérable, en écartant les accidents menaçants.

Donc avant tout, une stricte **Hygiène** dont voici les termes.

Autant que faire se peut, éviter les efforts et changer de profession ou de mode d'existence quand l'une ou l'autre le nécessite. S'habituer à marcher lentement, à monter les escaliers pas à pas. Se couvrir de vêtements de dessous en laine. Habiter si possible un climat sec et non poussiéreux. Faire un séjour d'été dans une forêt de pins. Eviter les transitions de température et les courants d'air. Enfin, traiter avec la plus grande attention le moindre rhume, le plus léger coryza.

Faire régulièrement **l'antisepsie relative** des fosses nasales, de la bouche et du pharynx. Pour les fosses nasales, lavages quotidiens avec des tampons d'ouate hydrophile, imbibée d'une solution de *perborate de soude* à 3 p. 100 ; puis, inspirer doucement un peu de la poudre suivante :

| | | | |
|---|---|---|---|
| Sous-nitrate de bismuth.......... | ââ | 5 gr. | |
| Acide borique.................... | | | |
| Camphre finement pulvérisé....... | 10 | » | |
| Chlorhydrate de cocaïne.......... | 0 | » | 02 |
| Menthol......................... | 0 | » | 05 |

Mêlez très exactement. Pour la bouche et le pharynx, lavage bi-quotidien et gargarisme avec la solution de *perborate de soude* à 15 p. 1000, aromatisée avec quelque gouttes d'*alcool de menthe* ou avec une bonne eau dentifrice.

La question du **régime** alimentaire est capitale. Dans l'étiologie de la plupart des emphysémateux, on relève des infections ou des intoxications antérieures. C'était le cas chez nos trois sujets. Il ne faut pas y superposer une intoxication alimentaire ou gastro-intestinale qu'on retrouve souvent à l'origine des accès pseudo-asthmatiques, comme ce fut le cas pour notre troisième malade, et qui n'est certainement pas sans influence sur la dyspnée.

Aussi, je vous conseille d'imposer à tout emphysémateux et surtout à ceux qui sont sujets aux bronchites, le régime alimentaire le plus sévère. A nos malades, j'ai prescrit le *régime lacté absolu* pendant quinze jours, puis le *régime lacto-végétarien*. Plus tard, autorisez quelque aliments animaux, comme les œufs, les viandes légères, les poissons bien frais mais toujours en petite quantité et jamais au repas du soir. Comme boisson, une eau minérale inerme, comme *Evian-Cachat*, ou un peu gazeuse comme *Saint-Galmier*, *Pougues*, etc. Après les repas, une petite tasse d'une *infusion aromatique* très chaude.

Bien des *troubles gastro-intestinaux*, comme ceux que présentait notre **troisième malade**, s'amélioreront du fait seul du régime. Au besoin, on les traitera directement, suivant les indications que j'ai déjà posées (1). Veiller à la régularité des fonctions intestinales et surveiller la diurèse, car il n'est pas exceptionnel de voir une diminution de la quantité de l'urine précéder les crises pseudo-asthmatiques. En cas d'oligurie, un grand verre d'eau de *Contrexéville* au réveil et en se couchant.

---

(1) Albert Robin, *Thérapeutique usuelle du praticien* (1re série), page 29, 1910.

Quant au **traitement médicamenteux**, en voici les termes ;

    Arséniate de soude.............. ..        0 gr. 05
    Iodure de potassium................        5    »
    Eau distillée........ .............. ..    300    »
        Dissolvez
Une grande cuillerée dix minutes avant le déjeuner et le dîner. Continuer dix jours, cesser dix jours et ainsi de suite.

Pendant les dix jours d'interruption, prendre aux mêmes heures, une cuillerée à soupe de la solution suivante :

    Sulfate de strychnine. ....        0 gr. 03 à 0 gr. 05
    Eau distillée... ..........        300    »
        Dissolvez

Quand l'estomac ne supporte pas la solution arsenico-iodurée, faire prendre de l'eau de *Vichy* (Célestins) comme boisson pendant les repas, et si malgré cela, l'intolérance continue, remplacer par une capsule de *Lipiodol* (1) de 0 gr. 50 à chacun des trois repas. Dans ce cas, on ordonnera une *granule de Dioscoride* au milieu du déjeuner et du dîner pendant la période de *sulfate de strychnine*.

Si l'une ou l'autre de ces médications provoquait de l'acidité gastrique, prescrire une *poudre de petite saturation* (2) à la fin de chaque repas.

Parmi les autres agents proposés, citons *les inhalations d'oxygène* et les *lavements d'acide carbonique* dont les avantages me paraissent fort contestables, mais qui n'offrent aucun inconvénient.

Parmi les **agents physiques**, on a beaucoup vanté les bains d'air comprimé, la pneumothérapie et l'hydrothérapie.

---

(1) Le lipiodol est de l'acide iodhydrique dissous dans l'huile d'œillette
(2) ALBERT ROBIN, *Thérapeutique usuelle du praticien* (1re série), p. 43, 1910.

Les *bains d'air comprimé* à 2 cinquièmes d'atmosphère, augmentent de 3 p. 100 la quantité d'air expiré, assurent une meilleure oxygénation du sang, accroissent l'élimination de $CO_2$ et calment la soif d'air dont se plaignent si douloureusement les emphysémateux. Vingt séances suffisent ordinairement. La seule **précaution** est d'arriver progressivement à la pression voulue et de revenir lentement à la pression normale. Mais il faut bien choisir les malades à traiter et les surveiller de près, car chez ceux qui ont une grande difficulté dans l'expiration, l'air entré sous pression est mal évacué, par suite de la moindre élasticité des alvéoles pulmonaires, ce qui peut contribuer à les distendre davantage.

Aussi, beaucoup préfèrent la *pneumothérapie* qui n'offre pas ce danger. Elle consiste à inspirer dans l'air comprimé et à expirer dans l'air raréfié, à l'aide d'un des appareils connus de **Biedert**, de **Dupont** et de **Waldenburg**. Ses partisans déclarent obtenir une augmentation notable du volume de l'air expiré et une diminution des voussures thoraciques. Mais, il arrive aussi que sous l'influence de la brusque décompression pulmonaire, la muqueuse bronchique et même les alvéoles se congestionnent, car l'expiration dans l'air raréfié peut agir comme une ventouse.

C'est pourquoi tout en reconnaissant le succès obtenu, mais partant de ce principe que le praticien doit n'user qu'à la dernière extrémité des procédés comportant des risques, je préfère de beaucoup l'inspiration dans l'air comprimé et l'expiration à l'air libre, en aidant l'effort expiratoire par une compression graduelle des côtes et du thorax. On commence par des séances de cinq minutes qu'on prolonge ensuite jusqu'à dix minutes, et l'on continue un mois sur deux.

Quelle que soit la méthode d'aérothérapie ou de pneumo-thérapie adoptée, on s'en abstiendra chez les hypertendus, les athéromateux, les cardiopathes, les tuberculeux pulmo-naires, les obèses et les pléthoriques.

L'*hydrothérapie*, sous forme de douche écossaise, admi-nistrée suivant la technique du D<sup>r</sup> **Beni-Barde**, en dehors de son action sur l'état général et sur la diurèse qu'elle augmente et sur la nutrition qu'elle régularise, est un excellent adjuvant du traitement, puisque en habituant la peau à réagir, elle diminue l'aptitude de ces malades aux refroidis-sements et partant aux bronchites.


## VII

### Traitement chirurgical de l'emphysème pulmonaire.

On explique l'emphysème pulmonaire par une dystrophie pulmonaire d'origine héréditaire, diathésique, infectieuse ou toxique, sur laquelle des causes mécaniques (affections pulmonaires dyspnéisantes, efforts respiratoires exagérés, quintes de tous fréquentes et violentes, etc), viennent exercer leur action distensive.

Pour **Freund**, au contraire, l'emphysème est secondaire à une altération des cartilages costaux qui les prive de leur élasticité. Le thorax perdant ainsi de sa souplesse, demeure en situation d'inspiration maxima, entraînant le poumon qui s'immobilisant de même en inspiration, se laisserait peu à peu distendre. **Freund** donne comme preuve de sa théorie les altérations considérables que présente-raient les cartilages costaux chez tous les emphysémateux. **Ameuille** (1) confirme l'opinion de Freund et pense que ces

---

(1) Ameuille. *Thèse de Paris*, 1909,

altérations sont l'aboutissement de la vie normale du cartilage qui serait atteint de sénilité précoce chez les emphysémateux.

La conséquence thérapeutique de cette théorie est que si l'on sectionne ou si l'on résèque ces cartilages rigides, les côtes mobilisées peuvent suivre les mouvements respiratoires, et par conséquent le poumon devenant capable de rétraction expiratoire après son expansion inspiratoire, sera moins apte à se laisser distendre. Quoique cette indication thérapeutique ait été posée en 1858, c'est seulement en 1908 qu'elle eut sa première application. Depuis lors, en Allemagne, les interventions se sont multipliées, et plusieurs chirurgiens français, dont le Dr **O. Lambret** (de Lille), se sont déclarés partisans de la nouvelle méthode (1).

Jusqu'à présent, il ne semble pas qu'elle ait donné des résultats décisifs ni même bien satisfaisants. Aussi, le Dr **O. Lambret**, qui pourtant est très partisan de cette intervention à la condition qu'elle sont pratiquée de bonne heure aux environs de la trentième année, déclare que les altérations anatomiques ne sont pas limitées aux seuls cartilages costaux, qu'elles s'étendent à tout le thorax qui serait, en quelque sorte, ankylosé ; de manière que l'emphysème pulmonaire pourrait être considéré comme la manifestation d'une affection « panto-thoracique ». Mais, même en admettant l'intervention précoce, celle-ci aura-t-elle pour effet d'arrêter le processus ankylosant du thorax, qui dépend des causes générales que j'ai indiquées plus haut ?

Certainement non. C'est pourquoi en dehors des risques de

---

(1) O. Lambret, *Echo médical du Nord*, 5 août 1908, et *Bulletin Médical*, juillet 1910.

l'opération (1), il n'est pas démontré que les suites éloignées soient aussi favorables que l'espèrent ses partisans, car les observations sont encore trop récentes pour qu'on puisse se prononcer sur autre chose que sur ses suites immédiates. En outre, il sera difficile de faire admettre aux médecins comme aux malades, l'opportunité de l'opération précoce, c'est-à-dire dès les premiers signes de l'emphysème pulmonaire.

Pour toutes ces raisons je conseille d'attendre, avant de prendre un parti sur l'opération de Freund, que quelques années se soient écoulées qui permettent de porter un jugement sur ses inconvénients et sur ses suites éloignées.


## VIII

### Traitement du catarrhe chronique des bronches.

Concurremment avec l'emphysème pulmonaire, il nous reste à traiter le catarrhe chronique des bronches dont notre deuxième malade demeure atteint.

Voici les indications du traitement et la manière de les remplir :

1° Traiter les causes locales ou générales de la bronchite — ici l'emphysème pulmonaire dont le traitement vient d'être exposé — et rechercher s'il n'existe pas quelque autre condition locale ou générale, capable de le provoquer ou de l'entretenir, afin d'opposer à cette condition le traitement

---

(1) Le D<sup>r</sup> O. Lambret déclare que l'opération de Freund est simple et très bénigne. Néanmoins, il cite un cas de mort qu'il attribue d'ailleurs à un œdème suraigu du poumon, d'origine chloroformique. Aussi conseille-t-il l'anesthésie locale.

adéquat (maladies chroniques des fosses nasales ou du pharynx, végétations adénoïdes, ostéopathies, arthritisme avec ses multiples modalités, lymphatisme, etc).

2° Eloigner les CAUSES EXTÉRIEURES susceptibles d'entretenir ou d'aggraver le catarrhe chronique des bronches (hygiène et régime alimentaire des emphysémateux, interdiction du tabac, hydrothérapie méthodique pour aguerrir l'organisme contre les refroidissements, aération, éviter la poussière, etc.).

3° Agir directement sur les SÉCRÉTIONS des MUQUEUSES BRONCHIQUES, qu'il faudra tarir ou faciliter suivant les cas, et MODIFIER la MUQUEUSE BRONCHIQUE par des actions substitutives.

Les DESSICCATEURS BRONCHIQUES sont les *balsamiques* (*terpine*, à la dose de 0 gr. 80 à 1 gr., *térébenthine, eucalyptol, goménol, goudron, baume de Tolu et du Canada, goudron, créosote* etc.), les *opiacés*, les préparations *belladonnées* et les *sulfureux*, l'*aconit*, etc. On les emploiera dans les cas de flux bronchiques abondants, quand l'expectoration est facile.

Voici un type de potion à employer en pareil cas :

| | |
|---|---|
| Terpine............................ | 5 gr. |
| Cognac............................. | 20 » |
| Citrate de caféine................ | 0 » 50 |
| Sirop de tolu..................... } | âà 50 » |
| — diacode..................... } | |
| Hydrolat de tilleul............... | 200 » |

*F. s. a.* Potion dont on prendra quatre cuillerées à soupe par jour. Après chaque cuillerée, une tasse d'infusion de fleurs pectorales sucrée avec une cuillerée à soupe de baume du Canada.

Les EXPECTORANTS sont l'*iodure de potassium*, l'*ipéca*, l'*oxyde blanc d'antimoine* et le *kermès minéral*, le *benzoate de soude*, la *terpine* à la dose de 0 gr. 20 à 0 gr. 50, les infusions de *polygala*, d'*aunée*, de *lierre terrestre*, de *lichen*, etc. Si la difficulté de l'expectoration tient à la faiblesse de la musculature des bronches, les préparations précédentes seront associées à la teinture de noix vomique ou au *sulfate de strychnine.*

On emploiera, suivant les cas, la *solution arsénico-iodurée,* la *potion à l'oxyde de blanc d'antimoine,* les *lavements créosotés* ou encore les eaux sulfureuses d'*Enghien,* de *Labassère,* de *Challes* (un demi-verre réchauffé par un peu de lait bouil-·lant au réveil ou deux heures avant le dîner. Se gargariser ensuite avec le même mélange).

Chez notre deuxième malade, très amélioré déjà par le traitement de l'emphysème, les *pilules terpine-codéine* (1), aidées de l'eau sulfureuse d'*Enghien,* produisirent un effet très satisfaisant ; mais, comme il restait encore un foyer de gros râles sous-crépitants à la base gauche, on lui appliqua un petit *vésicatoire* volant, après quoi il put sortir de l'hôpital pour reprendre son travail.

## IX

### TRAITEMENT HYDRO-MINÉRAL. — CLIMATOLOGIE.

L'indication d'une **cure hydro-minérale** en été et d'une **cure climatique** en hiver, se pose chez tous les emphysémateux et les bronchitiques chroniques qui ont les moyens ou la possibilité de les faire.

**Traitement hydro-minéral.** — Pour le choix de la *cure hydro-minérale,* il faut tenir compte à la fois du terrain morbide et du caractère de la maladie.

En principe, les *eaux sulfureuses* qui doivent leurs effets à l'action substitutive qu'elles exercent directement ou indi-

---

(1) Voyez page 12.

rectement sur la muqueuse bronchique, sont indiquées dans la majorité des cas. Le choix entre les diverses stations sera déterminé par la nature du terrain et par les particularités de la maladie.

Voici quelques exemples des cas les plus fréquents :

1° Catarrhe chronique des bronches avec sécrétion muco-purulente abondante et emphysème pulmonaire sur un domaine arthritique (*Cauterets, Luchon, Allevard, Eaux-Bonnes*);

2° Poussées pseudo-asthmatiques dans le catarrhe bronchique (*Saint-Honoré*);

3° Mêmes expressions cliniques que 1 et 2 chez des lymphatiques (*Uriage, Challes*);

4° Bronchite chronique emphysème pulmonaire et poussées congestives, ou crises pseudo-asthmatiques à expectoration modérée, sur un terrain arthritique (*MontDore*);

5° En général, les emphysémateux avec catarrhe bronchique s'en iront de préférence au *Mont-Dore*. L'indication des *eaux sulfureuses* touche les mêmes malades quand ils sont atteints de catarrhe humide avec expectoration très abondante;

6° Les emphysémateux ayant une grande susceptibilité bronchique, sans catarrhe chronique, c'est-à-dire sujets aux poussées de bronchite aiguë pendant la mauvaise saison et chez qui ces poussées ont une allure traînante, sont justiciables de *Royat* ou du *Mont-Dore*;

7° Les mêmes types morbides chez les lymphatiques ou les arthritiques non congestifs et sans accès pseudo-asthmatiques conviennent à *La Bourboule*.

**Climatologie.** — Les bronchitiques chroniques, emphysémateux, pseudo-asthmatiques ou non, doivent prendre leurs quartiers d'hiver dans une station à climat tempéré, à température relativement constante, abritée des vents et des poussières. Au point de vue du choix de la station, les malades seront divisés en deux groupes, les éréthiques et les torpides.

Les malades du PREMIER GROUPE, dont le système nerveux est excitable et qui pour la plupart sont des tousseurs quinteux dont le catarrhe est plus souvent sec et les mucosités bronchiques difficiles à expulser, seront dirigés avec avantage sur *Amélie-les-Bains* où ils pourront [faire en même temps une cure sulfureuse légère et sédative, sur *Pau, Grasse, Madère, Biskra, Ajaccio*, etc.

Les malades du SECOND GROUPE dont les réactions nerveuses sont modérées, les sécrétions bronchiques abondantes et la toux non quinteuse, seront dirigés sur une des stations de la Riviera, *Hyères, Nice, Cannes, Beaulieu-sur-Mer, Monaco, Menton, Bordighera, San Remo*.

On quittera la résidence habituelle du 15 au 20 décembre, pour n'y revenir qu'au commencement d'avril. Ceux qui ne disposent pas de tout leur temps, retarderont leur départ jusqu'au milieu de janvier, pour éviter février et mars qui sont les mois à bronchites.

Quelle que soit la station choisie, on se logera un peu à l'écart pour éviter le bruit et la poussière des automobiles sur les routes fréquentées.

Pour le choix d'un CLIMAT D'ÉTÉ, rien ne vaut la montagne, mais à une altitude moyenne de 600 à 800 mètres seulement.

PARIS. — IMPRIMERIE LEVÉ, RUE CASSETTE, 17.

9 782014 105988